AF591257

FACULTÉ DE MÉDECINE ET DE PHARMACIE DE LILLE

5e Série — N° 39

THÈSE

POUR

LE DOCTORAT EN MÉDECINE

Présentée et soutenue le Mardi 20 Juillet 1897, à 5 heures

PAR

François-Philippe-Joseph DRANSART

Né le 24 mars 1873, à Roost-Warendin (Nord)

DES DÉCHIRURES DU MÉSENTÈRE

dans les hernies étranglées

Le Candidat répondra en outre aux questions qui lui seront faites sur les diverses parties de l'enseignement médical.

Président de la thèse : M. Dubar

Suffragants : MM. Folet, » Combemale, » Oui.

Suppléant : M. Carlier.

LILLE

Le Bigot Frères, Imprimeurs-Éditeurs

25, rue Nicolas-Leblanc

1897

FACULTÉ DE MÉDECINE ET DE PHARMACIE DE LILLE

5e Série — N° 39

THÈSE

POUR

LE DOCTORAT EN MÉDECINE

Présentée et soutenue le Mardi 20 Juillet 1897, à 5 heures

PAR

François-Philippe-Joseph DRANSART

Né le 24 mars 1873, à Roost-Warendin (Nord)

DES DÉCHIRURES DU MÉSENTÈRE

dans les hernies étranglées

Le Candidat répondra en outre aux questions qui lui seront faites sur les diverses parties de l'enseignement médical.

Président de la thèse : M. **Dubar.**

Suffragants : MM. **Folet.**
» **Combemale.**
» **Oui.**

Suppléant : M. **Carlier.**

LILLE

LE BIGOT FRÈRES, IMPRIMEURS-ÉDITEURS
25, rue Nicolas-Leblanc

1897

UNIVERSITÉ DE LILLE

FACULTÉ DE MÉDECINE ET DE PHARMACIE

Doyen de la Faculté : M. F. de Lapersonne (I. ✿).

Clinique médicale.	MM. Lemoine (A. ✿),	profess.
	Combemale (A. ✿., M.)	id.
Clinique chirurgicale	Folet (✱ I. ✿).	id.
	Dubar (✱ I. ✿).	id
Clinique des mal. cutanées et syphilit.	Charmeil,	chargé du cours.
Clinique obstétricale	Gaulard (I. ✿),	profess.
Clinique ophthalmologique.	De Lapersonne (I. ✿).	id.
Pathologie interne et expérimentale.	Leroy (A. ✿),	id.
Pathologie chirurgicale	Baudry (A. ✿, ✠).	id.
Anatomie pathol. et pathol. générale.	Curtis (A. ✿),	id.
Bactériologie et thérapeut. expérim.	Calmette (✱ ✠ A. ✿),	chargé du cours
Hygiène	Surmont, (A. ✿),	profess
Médecine légale	Castiaux (I. ✿),	id.
Physiologie.	Wertheimer (I. ✿),	id.
Anatomie	Debierre (A ✿),	id.
Histologie	Laguesse (A. ✿),	id.
Chimie médicale et toxicologie. . .	Lescœur (I. ✿),	id.
	Lambling (I. ✿),	id.
Physique médicale	Doumer (A. ✿),	id.
Histoire naturelle médicale	Moniez (I. ✿),	id.
Pharmacie et pharmacologie. . . .	Lotar (I. ✿),	id.
Matière médicale.	Morelle (I. ✿),	id.
Parasitologie.	Th. Barrois (C. ✠, A. ✿),	id.

Cours complémentaires

Maladies des enfants	MM. Ausset,	chargé du cours.
Clinique chirurgicale des enfants. .	Phocas (A. ✿).	id.
Médecine opératoire et maladies des voies urinaires.	Carlier.	id.
Accouchements.	Oui.	id.

Doyen honoraire : M. Folet (✱, I. ✿).

Agrégés en exercices : MM. Phocas (A. ✿), Carlier, Bédart (✠ A. ✿), Bayrac (✱), Deroide, Charmeil, Ausset et Oui.

Agrégé libre : M. Thibaut (✱, A. ✿).

La Faculté a décidé que les opinions émises dans les dissertations qui lui seront présentées doivent être considérées comme propres à leurs auteurs et qu'elle n'entend y attacher aucune approbation ni improbation. (Décision de la Faculté en date du 28 février 1878).

A MON PÈRE ET A MA MÈRE

A MES SŒURS

A MON FRÈRE

A MON ONCLE

MEIS ET AMICIS

A MA FIANCÉE

A MON FUTUR BEAU-PÈRE

A MON PRÉSIDENT DE THÈSE

MONSIEUR LE DOCTEUR DUBAR

Professeur de clinique chirurgicale

A MONSIEUR LE PROFESSEUR FOLET

A MES JUGES

A TOUS MES MAITRES DE LA FACULTÉ

AVANT-PROPOS

Il est d'usage que l'étudiant, sur le point de finir ses études, adresse des remerciements et des adieux à tous ses maîtres de la Faculté. Nous n'aurions garde de ne point déférer à une tradition si juste et si louable. C'est au contraire pour nous un plaisir et un honneur de rappeler que nous avons apprécié les leçons des professeurs éminents que nous avons connus pendant nos années de scolarité.

C'est tout d'abord à M. le professeur Dubar, dont nous venons de quitter le service, que nous adressons nos hommages les plus respectueux et nos remerciements les plus sincères. Pour une double raison, il a droit à notre reconnaissance : la première, est qu'il a bien voulu accepter la présidence de cette thèse ; la deuxième est que, comme interne, nous avons été placé pour l'apprécier plus directement et profiter chaque jour de son enseignement. Ennemi d'une précipitation souvent aveugle, il nous a montré comment on devait revenir plusieurs fois à un examen détaillé du malade et laisser à l'esprit le loisir de rapprocher les divers éléments d'un diagnostic difficile, pour arriver à la vérité.

L'année dernière, il nous avait déjà été donné d'observer dans le service de M. le professeur Folet les mêmes principes de la chirurgie la plus moderne. Nous conserverons toujours un souvenir agréable de cette année passée dans son service. Par sa bonne humeur constante, par sa parole facile, par sa science que cachent souvent les saillies d'un esprit imagé, M. Folet sait toujours conquérir les sympathies et la reconnaissance de ceux qui ont eu l'heureuse fortune de l'approcher.

Enfin, nous n'aurions garde d'oublier M. le docteur Colle. C'est autant à l'ami qu'à l'ancien chef de clinique que nous adressons le témoignage de notre plus vive gratitude. Pour nous, il s'est toujours montré d'une gentillesse parfaite, et si heureux de rendre service, de donner de sages conseils, que nous conserverons avec soin le souvenir agréable de son intelligence ouverte et de son dévouement sans bornes.

INTRODUCTION

Le sujet de cette thèse nous a été inspiré par M. le professeur Dubar. Ayant eu l'occasion de rencontrer dans une kélotomie récente une déchirure du mésentère, il nous donna l'idée de rechercher si la science médicale possédait des cas identiques, d'indiquer leur mode particulier de production et enfin de montrer comment le chirurgien devait se comporter en face de cet accident. Rapprochant l'observation qu'il nous offrait du cas opéré par le Dr Colle dans le service de M. le professeur Folet (voir *Presse médicale*, 30 octobre 1896), nous avons pensé à notre tour qu'elles suffisaient pour nous permettre une modeste étude sur ce point spécial de la pathologie herniaire. Nous avons entrepris ce travail avec d'autant plus de plaisir que nous avons pu suivre à l'hôpital les deux malades qui font l'objet de ces observations.

Depuis un siècle, la question de l'étranglement des hernies a provoqué tant de recherches, suscité tant de travaux qu'elle est aujourd'hui une des mieux connues de la Pathologie Externe, et que son histoire clinique et anatomo-pathologique en particulier semble avoir été fouillée dans tous ses moindres détails. Si pourtant il restait encore un point peu étudié, c'est bien celui sur lequel porte notre travail. Les lésions du mésentère se sont effacées trop souvent derrière celles de l'intestin, et peu d'auteurs leur ont consacré quelque attention, s'attachant surtout à montrer comment se comportait l'anse herniée. Des deux cas que nous rapportons dans cette thèse, nous n'en avons point trouvé d'identiques dans la science. Et pourtant, si l'attention des chirurgiens, au lieu de se diriger exclusivement du côté des lésions intestinales, se portait aussi bien du côté des altérations mésentériques, il nous semble infiniment probable que des cas semblables s'observeraient de temps à autre.

Nous diviserons notre sujet en plusieurs parties. Après avoir rappelé succinctement l'Anatomie et la Physiologie du mésentère, nous montrerons les différentes lésions qu'il peut présenter dans les hernies étranglées. Alors seulement nous analyserons les deux observations que nous avons recueillies sur les déchirures de cet organe, essayant d'en pénétrer le mécanisme. Un dernier chapitre contiendra le traitement.

Mais, avant d'entrer en matière, nous remplirons un devoir bien agréable, celui de remercier M. le professeur Dubar et M. le Dr Colle pour les conseils qu'ils nous ont donnés, et l'obligeance qu'ils ont eue envers nous dans la rédaction de ce travail.

CHAPITRE I

Anatomie et Physiologie du Mésentère

Après avoir enveloppé dans un pli le colon lombaire droit, le péritoine arrive sur le côté droit de la colonne vertébrale, passe au-devant de la veine cave, rencontre les vaisseaux mésentériques supérieurs, s'applique sur leur côté droit et les suit d'arrière en avant jusqu'à l'intestin Grêle, en formant le *feuillet droit* ou *supérieur du mésentère.* Arrivé sur l'Intestin Grêle, il le revêt complètement, puis s'applique sur le côté gauche des mêmes vaisseaux mésentériques, en se portant en arrière et en formant le *feuillet gauche* ou *inférieur du mésentère.* Puis, continuant sa route, le péritoine vient recouvrir le colon lombaire gauche.

Cette description montre que le Mésentère est formé de deux feuillets superposés, et qu'il est en relation avec l'Intestin Grêle exclusivement. C'est un repli péritonéal qui s'étend en éventail de la colonne vertébrale à toute l'étendue de l'Intestin Grêle. Par sa base, il répond au bord mésentérique des circonvolutions intestinales ; par sa racine, il répond à cette portion de la paroi abdominale postérieure qui s'étend obliquement de la deuxième vertèbre à la fosse iliaque droite. Il forme ainsi le véritable ligament suspenseur de l'Intestin Grêle.

En même temps que ce rôle, il remplit encore celui de porter les vaisseaux nourriciers de cet organe. Entre ses deux feuillets, rampent les vaisseaux mésentériques supérieurs, des vaisseaux chylifères, de nombreux ganglions et traînées lymphatiques, des nerfs. C'est l'artère mésentérique supérieure qui est chargée de distribuer aux anses multiples de l'Intestin Grêle, le sang qui contient les principes nécessaires à leur nutrition et à leur fonctionnement. De la convexité de la courbe qu'elle décrit entre les deux feuillets du mésentère, s'échappent 15 à 20 grosses artères qui se dirigent vers le bord concave des circonvolutions. Après un trajet de 6 à 8 centimètres, chacune d'elles se bifurque, et les branches de bifurcation se recourbent en arcades et s'anastomosent à plein canal avec les branches de bifurcation des artères voisines. Après avoir formé ainsi plusieurs séries d'arcades, elles entourent l'Intestin grêle de leurs ramifications terminales, puis se jettent dans son épaisseur.

Le rôle physiologique du Mésentère se déduit très facilement de cette étude anatomique. La méthode expérimentale s'est attachée à prouver que, par ses artères, il tenait sous sa dépendance la nutrition de l'Intestin grêle et du gros Intestin. Elle a établi qu'à la suite des oblitérations des Artères mésentériques il se fait, dans la portion correspondante de l'Intestin, une congestion intense, violacée, accompagnée de suffusion sanguine, d'ecchymoses sous-péritonéales ou d'hémorrhagies abondantes; quelquefois même il se produit une sorte de ramollissement gangréneux de l'Intestin, qui tombe en putrilage et se perfore.

Cohn, en effet, liant les branches de l'Artère mésentérique, a constaté la formation de plaques rouges, d'ecchymoses, de taches pétéchiales sur l'Intestin correspondant à la branche liée. Panum, à la suite d'injections de particules de cire dans le bout central d'une crurale, observe de fréquentes oblitérations des A. mésentériques : dans ces cas, l'Intestin présentait une injection violacée dans les parties correspondantes aux branches oblitérées; il s'y ajoutait des ecchymoses dans la membrane musculeuse. Souvent la muqueuse était tuméfiée et ulcérée par plaies; ces ulcérations avaient même donné lieu dans certains cas à une hémorrhagie intestinale.

Ces expérimentateurs ne rapportent pas d'exemples de véritable perforation, ni de gangrène intestinale. Plus heureux que Cohn et Panum, Prévost et Cotard ont eu l'occasion d'observer, dans des expériences plus récentes rapportées devant la Société de Biologie, plusieurs cas de congestion très intense de l'Intestin et de gangrène de cet organe, produites par oblitération des mésentériques avec des graines de tabac introduites dans le système artériel.

Nous pouvons donc conclure que le Mésentère joue deux rôles vis-à-vis de l'Intestin : celui d'être le ligament suspenseur qui le rattache à la colonne vertébrale, et ensuite, chose capitale, celui de posséder dans sa trame les vaisseaux qui lui apportent le sang nécessaire à sa vie et à sa fonction.

CHAPITRE II

Des lésions du Mésentère dans les hernies étranglées

De même que l'Intestin ou l'Epiploon, le mésentère comprimé au niveau de l'agent de l'étranglement présente bientôt des modifications importantes, dont Berger a bien montré toute l'influence sur l'irréductibilité de la hernie. C'est surtout à Nicaise (in Thèse inaugurale, Paris, 1866), qu'on doit la description complète et exacte des différentes altérations que peuvent présenter les viscères herniés. Le Mésentère correspondant à l'anse intestinale étranglée présente une teinte violacée, ecchymotique par places ; son épaisseur est manifestement plus considérable, ce qu'explique l'infiltration dont il est le siège. A sa surface, et surtout près du bord intestinal, se voient des exsudats, des dépôts plastiques, dont l'organisation peut déterminer l'accolement permanent *en canons de fusil* des deux extrémités de l'anse intestinale.

Toutefois ces lésions ne sont pas toujours accentuées au point de forcer l'attention du chirurgien ou de l'expérimentateur, ce qui fait que dans certaines autopsies comme dans certaines expériences, on a trouvé le mésentère relativement indemne. Il faut dire néanmoins, avec Berger, que « l'attention était surtout portée vers l'Intestin déjà gravement atteint, et que très souvent l'état du premier a été passé sous silence. » Il serait en effet peu admissible que le mésentère ne présentât point des lésions nettes de congestion et d'inflammation. Dans son « *Etude sur quelques lésions du mésentère dans les hernies* (Progrès médical, 1873-1874) », Dupuy a montré que ce repli péritonéal présentait souvent des altérations anciennes dans le territoire correspondant à l'anse intestinale qui formait la hernie. Par la constriction légère qu'il exerce d'une façon permanente, l'anneau détermine de la gêne circulatoire dans le mésentère. Cette gêne amène de la stase sanguine, et consécutivement de la dilatation des veines. On a même observé des varices de ces veines.

D'autre part, dans son « *Étude clinique et expérimentale sur l'étranglement herniaire* (Bruxelles, 1875) », Motte écrit qu'il a régulièrement trouvé le mésentère uniformément enflammé comme l'anse intestinale elle-même; il a vu ses deux feuillets écartés par l'emphysème, par un liquide spumeux.

Plus intéressante encore est l'observation de Piedvache, rapportée dans les « *Bulletins de la Société Anatomique* », et intitulée :

Hernie volumineuse. Altérations de l'intestin et du mésentère. Hémorrhagie intestinale et intra-péritonéale. Mort.

Hernie étranglée le 3 février au soir. Taxis prolongé le 4. Dans l'après-midi, nouveau taxis. Le malade parvient ensuite lui-même à faire rentrer sa hernie.

Le lendemain matin, léger écoulement de sang par l'anus. Vers deux heures, l'hémorrhagie intestinale recommence et emporte le malade.

A l'autopsie, le mésentère, d'une couleur rosée, présente dans tous les points de son étendue une épaisseur d'un centimètre, une dureté extrême; sa coupe le montre imbibé de sang, mais gorgé aussi de produits plastiques dont la date ne doit pas être récente. Les ganglions mésentériques ont participé à l'hyperdrophie générale.

L'ouverture du tube intestinal permet de constater l'augmentation d'épaisseur de toutes les tuniques avec induration, et cet épaississement est considérable dans les parties herniées.

.... En résumé, tout le tube intestinal paraît être le siège d'une inflammation chronique. »

Les modifications de structure que présente le mésentère retenu dans le sac prennent quelquefois un tel caractère de gravité qu'elles dominent alors la situation. Si nous nous reportons encore à la thèse si complète de Nicaise, nous trouvons une Observation où le mésentère était épaissi, infiltré de pus au niveau du point correspondant à l'anse intestinale malade. Dans la relation d'un autre cas, on rapporte que le mésentère enserré était augmenté de volume, infiltré, rougeâtre ; les vaisseaux qu'on y rencontre étaient thrombosés.

Dupuy, dans un article déjà cité, après avoir signalé la présence des dilatations variqueuses dans le mésentère, indique même la possibilité de la rupture de ces varices, qui donne lieu à des hémorrhagies, soit dans le sac, soit dans le péritoine, soit même dans l'épaisseur du mésentère, créant alors un danger immédiat et quelquefois mortel.

Enfin nous rapporterons l'Observation si connue de Sappey, parue en 1839 dans les Bulletins de la Société anatomique :

R. C..., âgé de 40 ans, a depuis six ans une hernie ombilicale; jamais de bandage ; réduction facile; développement progressif. La hernie a deux pouces de diamètres ; elle est étranglée à sa partie moyenne, aspect bilobé.

21 avril. Chute sur la hernie : douleurs vives. Opération le 23, à 5 h. du soir. L'Intestin est injecté, phlogosé, snns mortification, ni perforation ; réduction. Mort le 23 à 8 h. du soir.

Autopsie. — L'anse intestinale était rouge, injectée, et offrait à ses deux extrémités un *rétrécissement* remarquable. Les circonférences sur lesquelles il portait, étaient blanches, nacrées, résistantes, et attestaient par ces caractères l'impression longtemps continuée de l'anneau ombilical sur les extrémités de l'anse toujours irréduite. Ces circonférences conservent, en effet, leur diamètre, quand on cherche à les ramener, par l'introduction du doigt, au degré de dilatation des autres parties de l'Intestin. L'anse ne présente aucune perforation; mais, en la soulevant, on reconnaît à 7 ou 8 lignes au-dessous de son bord adhérent, une *altération du mésentère*, avec coloration noirâtre, circonscrite, et au centre de cette altération un pertuis. En pressant l'Intestin, on voit du liquide sortir en petite quantité par cette perforation; un stylet indroduit dans l'ouverture arrive sans difficulté dans la cavité de l'Intestin hernié; une incision pratiquée sur la convexité de celui-ci laisse voir *sur le bord mésentérique*, un orifice communiquant avec la perforation observée dans le Mésentère.

Entre ces *deux orifices, l'un intestinal, l'autre mésentérique*,, existe un canal, ou même une cavité d'apparence ulcéreuse et ancienne.....

Cette perforation de l'Intestin existe au niveau de la dépression médiane qui donnait à la tumeur l'aspect bilobé. Dans le point opposé à la perforation, et correspondant à la dépression médiane, il existe une altération caractérisée par un épaississement et une sorte d'induration du tissu cellulaire sous-muqueux. »

Réflexions de Sappey :

« 1° A quelles causes peut-on rapporter l'ulcération qui s'est étendue de l'Intestin au Mésentère, et qui offre tous les caractères d'une affection ancienne ?

Si l'on considère que la perforation correspond au sillon médian qui donnait à la tumeur un aspect bilobé, on verra qu'elle occupait le point où la circulation alimentaire rencontrait le plus grand obstacle.

2° Que la perforation de l'intestin a précédé de quelque temps, de quelques mois peut-être, la perforation du mésentère ;

3° Qae la compression de la tumeur, au moment de la chute du malade, a déterminé la mort en refoulant brusquement et avec violence les matières que contenait l'intestin dans la cavité ulcéreuse du mésentère, cavité qui était trop faible pour résister aux efforts qui tendaient à augmenter sa capacité. »

Nous bornerons là cette énumération, nous contentant d'avoir cité les cas les plus typiques, dans lesquels le mésentère présentait des désordres profonds et dominants. Mais il est certain que trop souvent on ne constate point d'assez près l'état de cet organe, et que, par son examen attentif dans les autopsies et dans les opérations, on pourrait de temps en temps enregistrer des exemples de faits semblables.

Chapitre III

Toutes les lésions que nous venons de signaler ne trahissent en somme que l'état de souffrance d'un feuillet enserré par un anneau ou un collet plus ou moins rigides. Ce ne sont point là des lésions profondes, immédiates, c'est-à-dire apparues au moment même de l'étranglement, bien qu'elles soient rapides dans leur évolution. Dues à la constriction d'un agent variable, elles sont d'ordinaire moins précoces et moins prononcées que celles de l'Intestin. Aussi le chirurgien s'occupe-t-il surtout de l'état de ce dernier organe, et de cet état découle son intervention. Et pourtant, dans l'Observation que nous allons rapporter en premier lieu, les lésions du mésentère présentent, d'une part, une importance supérieure à celles de l'Intestin lui-même, et, d'autre part, semblent être apparues au moment même de l'accident.

Observation parue dans la *Presse Médicale*, 3 octobre 1896, et intitulée : *Déchirure et Désinsertion du Mésentère dans une hernie inguinale étranglée*, par M. P. Colle, chef de clinique chirurgicale à la Faculté de Médecine de Lille.

Étude clinique. — Louis Chr., vingt-deux ans, choriste, entre le 9 janvier 1896 à l'hôpital Saint-

Sauveur. Il y a quatre ans environ, à propos d'un effort, une hernie se produisit brusquement dans sa région inguinale droite et s'étrangla du même coup. Un médecin, appelé aussitôt, pratiqua le taxis et parvint à obtenir la réduction. Depuis, le malade porta bandage, et il affirme que jamais il n'avait revu sa hernie, lorsque le jour même de son entrée à l'hôpital, vers 10 heures et demie, celle-ci, tout d'un coup, se reproduisit sous le bandage à l'occasion d'une simple quinte de toux. Le malade chercha d'abord, mais en vain, à la réduire lui-même. Un médecin n'y réussit pas davantage, en dépit d'un taxis pratiqué modérément, pendant quelques minutes seulement. Dès le début des nausées, puis des vomissements se déclarèrent. Il y eut interruption complète des selles et des gaz.

Le malade entre à l'hôpital vers 4 h. 1/2, dans le service de mon maître, M. le professeur Folet, où je suis appelé à le voir. Son état général est bon. Il se plaint surtout de nausées et de douleurs abdominales ; au niveau de la région inguino-scrotale droite existe une masse grosse comme une forte orange, allongée dans la direction du canal, et formée de deux lobes, l'un inguinal, l'autre scrotal. Celui-ci est de beaucoup le plus volumineux. Il est ovoïde, et son aspect, à la transparence près, rappelle celui d'une hydrocèle. Il est réuni au lobe inguinal, gros à peine comme un œuf, par un pédicule membraneux, épais comme le pouce et assez souple. Toute la région est extrêmement douloureuse au palper. La peau est intacte. On sent en bas le testicule, vaguement, mais peu distinct de la masse herniaire.

Le pouls assez petit, bat à 94. La température paraît normale.

Diagnostic : hernie inguinale étranglée.

Opération. — Le malade est endormi au chloroforme. Dans la résolution, nous essayons rapidement le taxis. Nous y renonçons après quatre minutes de manœuvres modérées. La peau est largement incisée, suivant le grand axe de la tumeur. Le sac, après quelques sections de feuillets sur la sonde cannelée, est ouvert d'un léger coup de bistouri, et l'épiploon apparaît aussitôt. Chose curieuse, il n'existe que très peu de liquide dans le sac : il ne contient guère que 20 à 30 grammes de sang presque pur. Sous l'épiploon se trouve une anse d'intestin énorme, singulièrement congestionnée et presque noire. Après lavage minutieux à la liqueur de Van Swieten étendue, nous étalons l'anse herniée et notre surprise est grande de constater sur son mésentère une vaste brèche qui s'étend jusqu'au-delà des portions engagées dans l'anneau inguinal Au sommet de l'anse, un lambeau est resté adhérent au bord concave de l'intestin ; mais plus bas, aux environs de l'anneau, il existe, sur le bout supérieur comme sur le bout inférieur, des portions de l'organe longues de plusieurs centimètres, dont le mésentère est complètement désinséré ou n'a laissé appendus que de petits fragments flottants.

Je pratique largement la kélotomie directement en haut. Je constate que le pilier interne forme une arête vive, presque tranchante et très serrée, sous laquelle le doigt ne peut s'engager qu'avec peine ; mais le débridement, en somme, se fait facilement. J'attire alors l'intestin. Même au niveau de la constriction il ne présente qu'un sillon, sans trace de sphacèle. Mais il m'est impossible d'amener suffisamment le mésentère pour atteindre le point extrême de sa rupture. Pour me donner du jour, je dois prolonger en haut et un peu à droite mon incision cutanée ; je sectionne les muscles et le péritoine, et je pratique ainsi une large brèche, véritable laparotomie. A l'angle supérieur apparaissent l'appendice et le cœcum dont le méso, très voisin, me limite dans l'incision des parois. Je puis d'ailleurs, au fond de la plaie, entrevoir l'extrémité abdominale de la rupture mésentérique et je la fixe dans une pince. Elle marque le sommet d'un angle aigu dont les bords sont formés par les lèvres de la déchirure mésentérique qui, très obliquement, viennent se perdre sur le bout supérieur, aux points où commence la désinsertion du repli séreux.

Quelques centimètres au-delà de ces points, je place deux clamps garnis de compresses, et après avoir empêché par d'autres pinces l'irruption des matières contenues dans l'anse à réséquer, je sectionne en deux points l'intestin, puis le mésentère jusqu'à la limite extrême de la déchirure mésentérique. Je résèque ainsi près de 60 centimètres d'intestin. Ce temps de l'opération fut long et pénible. Il m'avait été impossible, en raison de la profondeur à laquelle je devais opérer, d'assurer l'hémostase par une série de ligatures préventives. Il fallut pincer, puis lier chaque vaisseau séparément, et les plus profonds furent difficiles à atteindre. J'y parvins néanmoins, et bientôt il ne me resta plus qu'à aboucher les deux bouts de l'intestin. J'introduisis facilement dans chacun d'eux les pièces du bouton de Murphy. Je les fixai rapidement par un surjet circulaire au catgut et je les engageai sans peine l'une dans l'autre. Le rapprochement séreux des deux portions du viscère nous apparut alors très complet, sauf en un point où la muqueuse faisait légèrement hernie. 10 à 15 sutures séreuses, à la soie fine, placées circulairement, assurèrent la sécurité de la réunion. Je négligeai le rapprochement des lèvres mésentériques qui demeuraient bien parallèles et voisines, et après un lavage minutieux de tout le champ opératoire, je réduisis l'anse opérée. Nous remarquons qu'une assez grande quantité de sang s'est répandue dans l'abdomen. Il faut assécher le péritoine à l'aide de compresses aseptiques.

L'examen du sac nous montre alors que nous avions eu affaire à une hernie d'origine congénitale. Dans la séreuse fut taillé un lambeau capable d'envelopper le testicule. Puis, tout le reste du sac est facilement libéré du cordon spermatique réséqué. Au niveau du canal inguinal et de la plaie abdominale, six sutures péritonéales fermèrent la séreuse. Un gros drain enveloppé de gaze iodoformée est seulement laissé dans l'angle inférieur de l'ouverture péritonéale. Les muscles et les aponévroses furent ensuite solidement rapprochés à la soie de façon à réparer l'énorme brèche que nous avions dû faire. Le testicule enfin, enveloppé de sa nouvelle séreuse, fut enfermé dans les tuniques scrotales bien drainées, et la peau partout rapprochée au crin de Florence.

Pansement iodoformé compressif. L'opération a duré une heure quarante. Il est à remarquer que l'anastomose intestinale n'a guère duré que quinze à vingt minutes. C'est la difficulté de l'hémostase qui a singulièrement allongé l'opération.

Quand le malade est reporté à son lit, il est très pâle, son pouls est faible, mais bien marqué. Nous prescrivons des piqûres d'éther et de caféine ; 8 centigrammes d'extrait thébaïque sont ordonnés à prendre par pilule de 2 centigrammes à partir du moment où le malade se réveillera.

Celui-ci se réchauffe assez vite. La nuit est bonne. Les nausées et les vomissements disparaissent complètement. Le lendemain matin, la température est à 37°6. Le pouls bien marqué, frappe 110 pulsations. Le malade ne peut uriner Mais la sonde ramène 400 grammes environ de liquide. Il y a eu émission de gaz par l'anus.

Les jours suivants, le pouls descend bientôt

à la normale. La température ne dépasse pas 38 degrés. Les vomissements ne se reproduisent pas ; les selles se rétablissent régulièrement. Le malade ne tarde pas à réclamer des aliments. Dès le quatrième jour, du lait et des œufs battus lui sont donnés.

Le cinquième jour, premier pansement. La réunion est complète ; ni rougeur, ni gonflement. Les drains sont supprimés.

Les sutures sont levées le dixième jour.

Le 22 janvier, à la suite de l'absorption de 20 grammes d'huile de ricin, le bouton de Murphy est rendu dans les selles. On retrouve entre ses deux pièces quelques débris sphacélés des parois intestinales.

En somme les suites de l'opération ont été des plus simples. La réunion s'est faite par première intention sur toute l'étendue de la ligne des sutures, sauf au point d'émergence du drain. La petite plaie située à ce niveau ne tarde d'ailleurs pas à se combler. Le malade quitte l'hôpital le 22 février.

Cette Observation, que nous venons de rapporter dans tous ses détails, présente différents points dignes d'intérêt. En présence de ce fait si curieux d'une déchirure mésentérique qui isolait complètement une portion d'intestin longue d'environ soixante centimètres, l'opérateur s'était demandé aussitôt quelle en avait bien pu être la cause, et s'il ne fallait point la chercher dans la sortie trop violente de l'intestin et de son repli péritonéal à travers un anneau rigide. Cette opinion ne semble point au premier abord cadrer avec ce que nous connaissons des lésions dues à la seule irruption des viscères hors de la cavité abdominale. En cherchant avec soin dans toute la littérature médicale, il ne nous est arrivé de ne rencontrer que deux cas de ruptures viscérales survenues au moment même de l'étranglement, et ces ruptures concernent seulement l'intestin. Le premier est rapporté dans le « Traité pratique des Hernies », de Scarpa.

En voici le résumé :

Un soldat, en tirant avec beaucoup d'efforts sur la chaîne du pont-levis d'une forteresse, sentit reparaître une hernie du côté droit qu'il avait eue dans son enfance, et de laquelle il se croyait guéri depuis quelques années.

A l'examen, on trouva le scrotum excessivement distendu ; la régularité de sa surface, et un certain son qu'il rendait en le percutant légèrement, firent soupçonner qu'il y avait, outre l'intestin, une certaine quantité d'air mêlée à du liquide. L'anneau était très peu dilaté. Le malade ne se plaignait pas de fortes douleurs, son pouls était fort, il y avait des nausées de temps en temps.

Mais il fallut en venir à l'opération, le deuxième jour après l'accident. Le sac ouvert, il en sortit une bouffée de gaz, suivie d'un jet de matières fécales très fétides ; cependant il n'y avait pas la plus légère trace de gangrène. La masse intestinale sortie comprenait au moins quatre pieds de l'iléon, et une portion du côlon : sur ce dernier, le chirurgien aperçut une crevasse de forme arrondie, dans laquelle on pouvait introduire le pouce, en même temps, il vit à nu le testicule et reconnut que la hernie était congénitale, etc.

Mort le quatrième jour après l'opération.

Scarpa fait suivre l'exposé de ce fait intéressant de quelques réflexions :

« Puisqu'il est hors de doute que la hernie était congénitale, on doit présumer que, dans le temps où elle avait paru guérie, la tunique vaginale était restée très ample, et n'avait pas cessé de communiquer avec la cavité abdominale. C'est ainsi qu'on peut expliquer comment un paquet énorme d'intestins avait pu descendre en un instant dans le scrotum. Pour ce qui est de la rupture du côlon, il n'est guère possible, à mon avis, d'en déterminer la cause avec quelque certitude, attendu que l'intestin n'était ni rétréci, ni distendu, et qu'on n'y voyait aucune trace de gangrène. Il me paraît toutefois probable que, dans le moment de l'effort, des matières fécales dures, accumulées en grande quantité dans le cœcum et dans le commencement du côlon, étant poussées avec force à travers l'ouverture étroite de l'anneau inguinal et du col de la tunique vaginale, déchirèrent les parois de l'intestin. »

Observation. — In the Lancet, 1887, page 521. *Hernie congénitale étranglée avec rupture de l'intestin. — Kélotomie. — Guérison.*

Les particulités du cas suivant étaient celles-ci : la longueur anormale et l'obliquité du canal (celle-ci résultait de la date très récente de la hernie dont les anneaux n'avaient point encore eu le temps de se rapprocher), le nombre des brides parcourant la tunique vaginale, et la tension des anneaux eux-mêmes ; la rupture prématurée de l'intestin tenait certainement à ces causes ; les bords de la déchirure semblaient avoir été produits plus de 24 heures auparavant.

T. B., 20 ans, est admis le 13 nov. 1886, à 11 h. du soir. Quelque temps avant, un gonflement était apparu soudainement dans l'aine et le scrotum. Une semaine avant son entrée, il avait sauté d'une voiture et avait senti immédiatement une douleur dans l'aine et au testicule : dans cette region existait un gonflement considérable. Depuis son accident, le malade a présenté des nausées à diverses reprises, avec suppression complète du fonctionnement de l'intestin.

M. Barwell trouva au malade un pouls faible et petit, la peau fraîche et un peu visqueuse. Plus de nausées depuis l'entrée à l'hôpital. Le gonflement était très tendu et très sensible.

On pratiqua aussitôt la kélotomie. A l'intérieur du sac, il y avait un repli de l'intestin très distendu et congestionné qui se trouvait au contact du testicule. On incisa l'anneau externe extrêmement tendu, sans que le canal inguinal changeât de longueur et d'obliquité. Un peu en dedans de l'anneau, l'intestin montrait une portion beaucoup plus congestionnée, le long de laquelle existait une rupture d'environ 1/2 pouce de longueur. Quand on eut divisé plusieurs brides dans le canal inguinal et que l'anneau interne très tendu eut été incisé, on pût amener mieux en vue cette partie de l'intestin. Suture de la déchirure avec du fin catgut selon la méthode de Lambert. L'intestin est laissé dans la plaie non recousue et recouvert de gaze phéniquée. 1/2 grain d'opium toutes les quatre heures.

Guérison très rapide.

Les deux cas que nous venons de résumer sont peut-être les seuls qui aient été publiés jusqu'ici, ce qui montre combien ils sont exceptionnels. La méthode expérimentale a pu reproduire cet éclatement : c'est ainsi que Berger a obtenu la déchirure de l'intestin en insufflant à l'extrême une anse étranglée, que le mésentère, par son élasticité propre, essaie de faire rentrer dans le ventre : d'où lutte entre deux forces opposées.

Quant aux autres viscères herniés, on n'a encore signalé jusqu'ici, à notre connaissance du moins, que des lésions banales de congestion et d'inflammation, mais nullement d'altérations graves et immédiates. Malgré cette absence de faits, nous nous associons volontiers au mécanisme qu'a proposé M. le Dr Colle et nous allons rappeler les divers arguments qui servent de base à son hypothèse.

D'après ce que nous savons du temps qu'il faut aux lésions des viscères herniés pour se constituer, il nous est difficile d'admettre que le mésentère, au bout de sept heures d'étranglement, ait pu déjà présenter des désordres assez profonds pour expliquer une pareille désinsertion. D'ailleurs, en examinant les deux lèvres de la déchirure. on ne pouvait trouver sur toute leur longueur aucune trace de sphacèle. En ce cas, l'intestin n'aurait-il pas en même temps présenté des altérations identiques, sinon plus avancées? Or, son examen révélait simplement des marques de congestion veineuse intense.

Cette première hypothèse écartée, on pouvait se demander si le taxis ne devait point être incriminé.

La chose était peu probable; les manœuvres qui ont été pratiquées n'ont point eu la violence et la durée nécessaires pour déterminer un tel traumatisme. Le malade était très catégorique dans ses afffrmations; le premier médecin appelé n'avait nullement insisté dans ses efforts de réduction, ce qu'il nous a d'ailleurs confirmé. Quant à M. Colle, il affirme n'avoir pratiqué sous le chloroforme qu'un taxis très modéré, n'ayant déterminé aucun changement dans les caractères de la tumeur et n'ayant point donné à la main qui comprime aucune sensation spéciale de déchirure ou de craquement.

Mais quelle raison alors invoquer en face de cet accident? Fallait-il la chercher dans le fait même de la constitution de l'étranglement? L'issue brutale des viscères à travers un anneau tranchant était-elle suffisante pour expliquer ce traumatisme? C'est ce qu'a pensé M. Colle, et nous nous rallions très volontiers à cette hypothèse qui nous paraît la plus vraisemblable.

Le mésentère, en effet, comme l'a si bien démontré Berger dans sa « *Revue critique sur le mécanisme de l'étranglement herniaire* », joue un rôle capital dans la production de l'étranglement herniaire. « Répétons, dit-il, l'expérience d'O'Beirn sur un sujet dont le mésentère intact s'insère encore à la colonne vertébrale. La plaque de liège, percée de l'orifice herniaire, représente la paroi abdominale ouverte dont elle continue le plan. A mesure que le bout inférieur, cédant à la traction qu'exerce sur lui l'anse distendue par l'insufflation, vient augmenter son volume en sortant de l'abdomen au travers de l'anneau où cette anse est étreinte, on voit le mésentère se tendre. Plus l'intestin sort à travers l'orifice, plus le mésentère qui l'accompagne se tend, plus le repli séreux se tend et p'us le bout inférieur semble résister à la traction que l'anse gonflée exerce sur lui, plus lent et laborieux est l'accouchement qui lui permet de venir accroître le volume de la hernie. Puis les efforts d'insufflation les plus violents ne peuvent attirer au dehors de nouvelles portions d'intestin ; le mésentère est alors tendu en éventail depuis l'orifice herniaire jusqu'au bord concave de l'anse herniée, tandis qu'il forme dans l'abdomen une corde rigide reliant l'anneau herniaire à la colonne vertébrale ; non plus qu'auparavant le gaz ne passe de l'anse herniée dans le bout inférieur, et si la pression intra-intestinale augmente encore, elle ne peut avoir d'autre effet que de faire crever l'intestin.

Après avoir rapporté cette expérience concluante, M. Colle la fait suivre des réflexions suivantes :

« Ainsi, tandis que l'étranglement se produit, une sorte de conflit éclate entre l'anse herniée et le mésentère. L'une, surdistendue par des gaz, veut augmenter son volume aux dépens du bout inférieur ; l'autre, inextensible, s'y oppose. Il en résulterait, d'après Berger, qu'un excès de tension dans l'anse étranglée ne pourrait que la faire éclater. Il nous paraîtrait logique d'admettre également que, dans les mêmes conditions, le mésentère peut céder et se rompre, libérant ainsi de toute entrave l'exode de l'intestin au travers de l'anneau. Si le volume du sac ne mettait lui-même une limite à l'irruption au dehors des viscères, il est probable que nous assisterions plus souvent à l'un ou à l'autre de ces accidents.

Chez notre malade, par suite sans doute d'une disposition congénitale, ou bien encore en raison d'une laxité particulière du tissu sous-séreux aux environs du pédicule, le sac présentait des dimensions tout à fait exceptionnelles chez un sujet dont la hernie n'était sortie qu'une seule fois. Le mésentère ne devait pas être allongé, ainsi qu'il arrive dans les vieilles hernies mal maintenues sous les bandages. Au moment de l'étranglement, l'intestin se trouva dans une cavité spacieuse où il put se développer largement. Le mésentère se tendit à l'excès, et c'est ainsi qu'il se rompit. L'intestin libéré put alors remplir le sac entier, tandis que la rupture se complétait peu à peu jusqu'aux insertions même du repli séreux sur l'intestin. »

En terminant l'exposé de ce mécanisme adopté par exclusion, nous ne pouvons nous empêcher d'établir un rapprochement entre les trois observations que nous avons transcrites. Dans ces trois cas, il s'agissait de hernie congénitale. Ou bien celle-ci n'avait point reparu depuis longtemps et on la croyait guérie ; ou bien, elle apparaissait pour la première fois, ce qui revient exactement au même. Leur mésentère n'avait point subi l'allongement qu'il présente dans les hernies non ou mal contenues. Une quantité énorme d'intestin avait pu se loger brusquement dans un sac, que tout naturellement on aurait cru de petites dimensions. Scarpa pense que la tunique vaginale était restée très ample : la chose est peu probable, quoique possible ; on pourrait plutôt penser que le sac présentait une grande extensibilité, ou mieux encore que le péritoine pouvait facilement se déplisser, suivre le mouvement de l'intestin vers l'extérieur par suite d'une laxité spéciale du tissu sous-séreux. Si donc le sac possédait ou pouvait prendre en quelques instants une capacité si considérable, il est certain qu'il n'imposait par sa résistance propre une limite à la sortie des viscères et que ceux-ci n'avaient point leur irruption contrariée. Mais alors, dans ce cas, il semble bien que le mésentère seul était appelé à limiter l'exode de l'intestin. Une lutte devait donc s'établir entre l'organe et son repli séreux, aboutir à la blessure de l'un d'eux, et fatalement de celui qui avait le maximum d'efforts à supporter.

En raisonnant ainsi, nous arrivons à cette conclusion, contraire aux résultats expérimentaux, que le mésentère doit céder et non l'intestin. Mais notre opinion vraie n'est point telle : en supposant que, dans certains cas, l'élasticité seule des deux organes qui entrent en conflit soit mise en jeu simultanément et qu'alors le degré de cette élasticité décide de la lutte, il arrivera que, dans d'autres faits, des conditions anatomiques variables, telles que la longueur du mésentère, l'état de réplétion ou de vacuité de l'intestin, les dimensions et l'extensibilité du sac, viendront apporter leur appoint à l'un des deux adversaires et changer absolument les résultats du conflit.

CHAPITRE IV

Observation recueillie dans le service de M. le professeur Dubar, Hôpital de la Charité.

Le nommé Pl. Louis, âgé de 57 ans est amené à l'hôpital le 11 mai dernier, à 10 1/2 du matin.

D'une bonne santé habituelle, Pl. portait *depuis sa naissance* une hernie, qui peu à peu avait atteint le volume d'un œuf de poule. Depuis une vingtaine d'années seulement, le malade portait un bandage. Sa hernie descendait rarement dans les bourses, et chaque fois il lui était facile de la faire rentrer dans le ventre.

Le 10 mai dernier, à 8 heures du soir, après une journée de pénible travail, le malade ressent subitement des maux de ventre, tandis qu'il prenait un peu de repos bien mérité sur le banc d'un boulevard. Il remarque en même temps que sa hernie est sortie, beaucoup plus volumineuse que de coutume. Inutilement cette fois, il essaie de la faire rentrer. Les pressions soutenues avec les deux mains ne lui donnent aucun résultat, si ce n'est de le faire souffrir davantage. Il ne se rebute point et a recours à la violence, mais c'est en vain qu'il presse avec la plus grande énergie; finalement, il est obligé de s'arrêter au bout d'une demi-heure de ce taxis brutal et prolongé.

A la suite de ces manœuvres, la douleur au niveau du sac s'accentue. Bientôt les vomissements apparaissent et se reproduisent toutes les fois que le malade veut absorber quelque liquide. Dans l'intervalle, des nausées fréquentes se montrent. Dès lors, le malade ne rend plus ni selles ni gaz.

Quand on l'amène à l'hôpital, on constate que son état général n'est nullement atteint : le pouls est bien frappé, les pulsations sont en nombre normal, l'étranglement est encore trop récent pour que le malade ait eu le temps de s'intoxiquer. Les vomissements sont restés liquides, bilieux, nullement fécaloïdes; l'arrêt des matières et des gaz est toujours complet.

Du côté de l'aine gauche, on remarque des lésions en rapport avec les violences qui ont été exercées en cet endroit. Les bourses sont énormément distendues, tant à cause de l'œdème que du sang épanché que leurs enveloppes contiennent ; leur coloration est ecchymotique par places ; le fourreau de la verge est aussi le siège d'un gonflement considérable. En palpant la région, on sent une tumeur résistante, très douloureuse aux environs du pédicule, formée par le sac herniaire distendu.

Diagnostic : hernie inguinale gauche étranglée.

M. Dubar se décide à une intervention immédiate. Après les soins antiseptiques préliminaires et le nettoyage complet de toute la région, la peau est incisée sur une étendue de 10 centimètres, les différentes enveloppes sont coupées une à une sur la sonde cannelée : ce temps de l'opération est allongé par suite des changements de rapport qu'ont produits les manipu-

placé dans le collet débridé jusqu'au voisinage de lations maladroites du malade dans tous ces tissus. L'ouverture du sac donne lieu à un écoulement de sang peu abondant, sang provenant de son intérieur ; on retrouve d'ailleurs dans le fond de la poche de gros caillots noirâtres. L'ouverture du sac est complétée en haut et en bas : l'inte-tin se montre alors.

Sur toute son étendue, il présente une couleur noirâtre, avec des arborisations vasculaires çà et là. Mais, en aucun point, on ne trouve cette teinte feuille-morte, caractéristique de la gangrène imminente. Tout en écartant et en examinant les quelques replis que forme l'anse intestinale herniée, l'opérateur s'aperçoit que le mésentère présente un accident tout à fait particulier : le long de son insertion à l'anse herniée, à 2 ou 3 millimètres environ du bord mésentérique de l'intestin, il est déchiré sur une étendue de 5 à 6 centimètres. Cette déchirure n'intéresse point toute l'épaisseur du mésentère, un des deux revêtements péritonéaux est conservé et relie les deux lèvres de la blessure. A vrai dire, on n'avait point ici affaire à une section nette, présentant deux bords parallèles et lisses, mais bien plutôt à une rupture à parois déchiquetées, offrant de petites fissures qui s'irradiaient dans la région voisine.

En face de cet accident, M. le professeur Dubar, après avoir fait la kélotomie, se contente de rapprocher les deux lèvres de la plaie du mésentère par des sutures au catgut.

L'intestin et le mésentère sont essuyés avec des compresses aseptiques, puis le tout est rentré dans le ventre avec beaucoup de précautions. En raison des complications possibles dues à l'attrition des tissus, la cure radicale complète n'est pas faite. Le fond du sac seul est enlevé; un drain est

l'intestin. On ne réunit ni le collet, ni les piliers. On se contente de quelques sutures superficielles.

Pansement à la gaze iodoformée.

Les suites opératoires sont fort simples. Les vomissements cessent définitivement le 12 mai ; le malade expulse une grande quantité de matières dans le courant de la journée. La température est à 37°, niveau qu'elle ne dépasse pas, comme l'indique la courbe annexée à l'observation.

21 mai : les crins sont enlevés. La réunion par première intention est complète. On note un peu de rougeur sur les bords de la plaie, sans doute parce que le malade a uriné dans son pansement.

Le malade sort guéri le 30 mai.

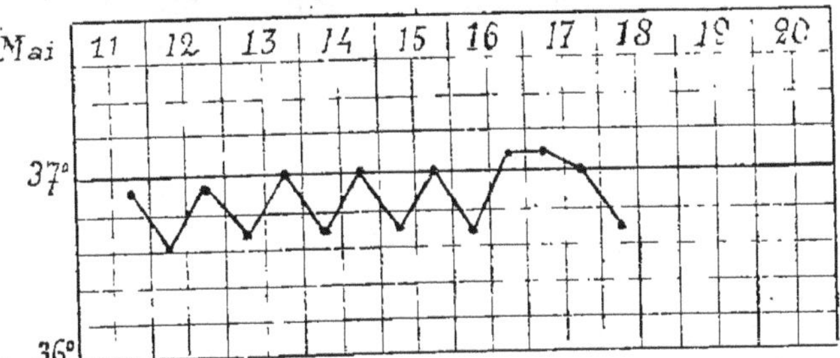

Le mécanisme de la déchirure mésentérique, dont nous venons de rapporter l'Observation, ne semble pas, au premier abord, difficile à trouver. Selon nous, il faut, de toute nécessité, incriminer dans ce cas particulier les manœuvres violentes de taxis auxquelles l'individu s'est livré sur lui-même.

Et pourtant il s'est trouvé des auteurs tels que Gosselin qui ont voulu innocenter le taxis de toute action traumatique grave. Dans ses *Leçons sur les Hernies abdominales*, recueillies par Labbé, il est écrit que : « si la théorie permet en effet de comprendre l'aggravation des lésions de l'intestin par le taxis, la pratique n'en donne pas la démonstration. Car, sur des sujets qui avaient été soumis à des taxis violents, j'ai bien trouvé des ecchymoses, des épanchements plastiques et même de petites perforations; mais j'ai constaté exactement les mêmes lésions sur d'autres qui n'avaient pas été soumis au taxis, chez lesquels l'étranglement à lui seul les avait produites, et je n'ai pas eu de moyen pour distinguer quelle avait été, dans la production de ces lésions, la part du taxis et celle de la maladie. »

Il est à remarquer qu'ici Gosselin ne parle que de l'intestin; mais il est clair que dans son esprit, l'épiploon ou le mésentère doivent encore moins subir les atteintes du taxis que l'intestin d'ordinaire altéré le premier et le plus friable de ces différents viscères.

A cette opinion par trop exagérée, et qui, au premier abord, semble avoir été inspirée uniquement dans le but d'innocenter le taxis forcé, on peut en opposer d'autres tout à fait contraires. Aujourd'hui cette question n'est même plus discutée, et le taxis forcé est complètement banni du traitement des hernies étranglées. Comment en effet les manœuvres violentes, auxquelles se livraient certains chirurgiens, n'auraient-elles pas produit des lésions du côté des viscères herniés ? Les exemples en sont nombreux et probants.

Tantôt on note la réduction d'un intestin perforé, tantôt une rupture intestinale, tantôt la réduction en masse. Et ce ne sont point là les seuls périls auxquels le taxis forcé expose. A cet égard, rien n'est plus instructif que la lecture de deux observations vues dans un petit opuscule de Daniel Mollière, intitulé : « Nouveaux méfaits du taxis forcé », d'autant plus que la ligne de conduite de ce chirurgien a été la même que celle de notre maître :

Observation A. (Résumée) : *Hernie inguinale étranglée réduite en masse. — Laparotomie. — Débridement et réduction. — Gangrène du scrotum. — Mort.*

S. B., 55 ans, entre le 1er octobre au matin. Ce malade, présentant tous les symptômes de l'étranglement herniaire, avait été soumis par son médecin au taxis forcé, qui avait abouti à la disparition de la tumeur. Mais tous les phénomènes généraux avaient persisté : ballonnement du ventre, vomissements, arrêt des matières, algidité. En enfonçant le doigt à travers la peau dans l'anneau inguinal, qui était très largement dilaté, on déterminait une douleur que l'on provoquait également en appuyant immédiatement au-dessus du canal. Ecchymoses du scrotum, et dans toute la région sang infiltré. En présence de ces symptômes, je ne doutais pas qu'il s'agît là d'une réduction en masse, et je me décidai à aller à la recherche de l'étranglement. Une incision fut pratiquée le long du canal inguinal. Après avoir débridé son anneau interne, je sentis une tumeur tendue, molle, rénitente. Je saisis cette tumeur et l'ouvris : un liquide rougeâtre s'écoula. J'agrandis l'ouverture : l'intestin étranglé était à découvert L'étranglement était formé par le collet du sac : il fut débridé. Réduction de l'intestin reconnu sain. Ligature du sac sur deux points de suture entortillée. Opium. Les symptômes d'étranglement s'amendèrent aussitôt ; mais, le soir même, le malade accusa une violente douleur du côté du scrotum. Le lendemain matin, le ventre était toujours souple, indolent, mais les bourses présentaient une coloration verdâtre, avec crépitation gazeuse caractéristique. Il y avait donc gangrène gazeuse. Le soir même, le malade succombait.

Dans ce cas, le taxis a donc été doublement nuisible : 1° En amenant une réduction en masse ; 2° en déterminant dans les tissus des lésions telles, qu'il y a eu gangrène gazeuse. Il a donc été directement la cause de la mort.

L'observation suivante n'est pas moins démonstrative :

Hernie entéro-épiploïque inguinale étranglée. — Adhérence de l'Intestin. — Fausse réduction. — Kélotomie. — Phlegmon du scrotum. — Guérison.

L. C..., 49 ans, entre le 23 septembre 1874, présentant une tumeur inguinale gauche, petite, douloureuse, et sur laquelle on avait fait de nombreuses tentatives de taxis sans anesthésie.

Pas de selles depuis 4 jours. Anesthésie, nouvelles tentatives de réduction qui ne donnent qu'un résultat douteux, kélotomie. A l'ouverture du sac, on trouve une hernie épiploïque adhérente aux tissus qui le constituaient. Au-dessus de cette hernie se trouvait l'anneau externe, puis une cavité intermédiaire aux deux anneaux interne et externe, dans laquelle on voyait une anse d'intestin qui adhérait à l'épiploon hernié. L'épiploon fut sectionné dans la partie extra-abdominale du sac et réduit entre les deux anneaux. Deux points de suture profonde, entortillée, maintinrent les parties en place. Opium, repos absolu.

Tout se passa du côté des intestins et du péritoine avec la plus grande simplicité : le cours des matières se rétablit rapidement, et l'abdomen devint bientôt souple et indolent. Mais, du côté de la plaie, survinrent de redoutables complications. Sous l'influence du taxis, les tissus s'étaient infiltrés de sang, et au contact de l'air ils s'enflammèrent. Des lambeaux de tissu cellulaire sphacélé furent éliminés, et la tunique vaginale entra eu suppuration. Il fallut en venir à une contre-ouverture et au drainage, et deux hémorrhagies secondaires vinrent affaiblir le patient à tel point qu'on pût craindre un instant pour sa vie. Grâce à des tamponnements méthodiques, à des lavages fréquents, la plaie fut cependant cicatrisée au bout d'un mois. »

En rapportant ces deux cas, nous n'avons point l'intention de redire, après tant d'autres, quels dangers le taxis forcé peut produire ; il y a longtemps que le procès de cette méthode a été fait. Ce que nous avons simplement voulu, c'est montrer que le taxis forcé qui détermine de telles lésions du côté de l'intestin, du sac, de l'épiploon et des enveloppes de la hernie, peut tout aussi bien amener des désordres semblables dans le mésentère.

Si, d'autre part, nous assimilons le taxis, tel qu'il a été pratiqué par le malade, à une contusion produite par un corps étranger quelconque, on ne viendra sans doute pas nous taxer d'exagération. En cherchant bien dans les differents travaux parus sur les hernies, on note quelques cas de rupture intestinale dans les hernies, ruptures produites par choc ou par pression. Mais, chose bien plus intéressante à notre point de vue, on note aussi un cas de déchirure du mésentère due à une contusion du sac herniaire. L'Observation est intitulée :

Déchirure du mésentère. — Péritonite suraiguë. Mort, par M. Longuet, int. des hôpitaux (in Bulletins de la Société anatomique)

Un homme de 65 ans, renversé par une voiture, dont la roue lui passe sur la jambe gauche, est trouvé porteur d'une fracture multiple du tibia et du péroné. A la visite du soir, le malade déclara ne pas souffrir de sa jambe, mais éprouver une douleur forte et profonde à l'aine droite, où, depuis longtemps, il portait une hernie. Habituellement l'intestin n'était pas maintenu par un bandage, il sortait et rentrait facilement. Au dire du blessé, la hernie était rentrée au moment de l'accident (ce qui est peu probable).

Le lendemain matin, début des accidents de péritonite suraiguë qui emportent le blessé en 12 heures. L'apparition d'une vaste ecchymose autour de l'anneau et dans la peau du prépuce font penser que la roue a dû contusionner cette région.

Autopsie. — La cavité péritonéale contieut 200 grammes de sang. En détachant avec soin les anses intestinales, on arrive sur une portion du mésentère qui est complètement déchirée sur une étendue de 7 à 8 centimètres; la déchirure est parallèle à la portion adhérente de l'intestin. La partie de l'intestin qui répond à la déchirure est noirâtre, amincie. Muqueuse absolument intacte; les parois intestinales n'offrent aucune solution de continuité.

L'opinion de Longuet est que la rupture s'est faite au niveau de l'arcade crurale qui a porté contre un corps dur : le mésentère aurait été coupé sur l'os iliaque.

Enfin, si nous nous reportons au chapitre des contusions de l'abdomen, nous y trouvons quelques cas de ruptures mésentériques. Pour expliquer ces ruptures, les auteurs invoquent l'arrachement. En effet, un corps vulnérant assez volumineux, tel qu'un tampon de wagon, une roue de chariot, peut agir en fixant le mésentère sur les parties profondes, pendant qu'il refoule l'anse intestinale, et le mésentère, ne pouvant se laisser distendre au-delà d'une certaine limite, se déchire.

Eh bien! dans cette observation que nous analysons, ne pouvons-nous pas invoquer le même mécanisme? Il est très admissible que le taxis aveugle et brutal, tel qu'il a été pratiqué sur lui-même par le malade, ait été à l'encontre du but qu'il poursuivait. Au lieu de repousser l'intestin du côté de l'abdomen, la main qui pressait a pu porter l'anse herniée dans une direction tout à ait opposée, demander à l'élasticité du mésentère déjà compromise par le fait de l'étranglement plus qu'elle ne pouvait encore donner, d'où la déchirure.

En résumé, qu'on admette un des deux mécanismes exposés, celui de l'arrachement du mésentère, ou celui de sa section sur un plan résistant, il n'en est pas moins certain pour nous que la déchirure est due dans ce cas particulier aux manœuvres brutales de réduction.

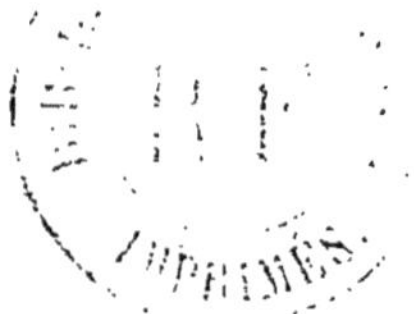

Chapitre V

Traitement

Le traitement des déchirures du mésentère doit varier suivant les cas. L'étendue de la déchirure, sa distance par rapport à l'intestin sont les éléments qui doivent guider l'opérateur. Les expériences de Zésas parues dans les « Archiv für Klinik. chirurg., XXXIII » sous ce titre : « Ce que devient l'intestin séparé de son mésentère » ont permis à l'auteur de tirer des conclusions, sur lesquelles nous ferons reposer notre traitement des déchirures mésentériques :

« Si on sectionne le mésentère juste au ras de l'intestin, la gangrène survient. Si, au contraire, on fait la séparation à une certaine distance de l'intestin, il n'y a pas de gangrène, quelle que soit la portion de l'intestin intéressée.

D'où les conclusions :

1° Quand le mésentère a été coupé près de l'intestin, la portion correspondante de l'intestin doit être réséquée ;

2° quand le mésentère a été sectionné à une

certaine distance de l'intestin (2 à 3 centimètres), la résection intestinale n'est pas indispensable.

3° La gangrène se développe d'autant plus facilement que la portion d'intestin séparée de son mésentère est plus considérable.

4° Lorsqu'on sectionne l'intestin circulairement, la séparation du mésentère ne doit pas dépasser la ligne de section de l'intestin.

5° L'intestin grêle et le gros intestin supportent également bien leur séparation du mésentère faite à distance. »

Appliquant ces données aux cas qui nous occupent, nous dirons que, dans le premier, il était absolument indiqué de réséquer la portion d'intestin correspondante à la blessure mésentérique. Il ne fallait point ici compter sur la circulation collatérale pour venir au secours de la portion isolée. Par son étendue seule, l'anse incarcérée était vouée fatalement à une gangrène rapide. Mais, ce qu'il faut surtout remarquer, c'est qu'à chaque extrémité de la rupture, il y avait désinsertion du mésentère sur une longueur de plusieurs centimètres, et, de ce fait, au point de vue de la nutrition de la portion intestinale isolée, il en résultait qu'on pouvait considérer toute la déchirure comme une véritable désinsertion du mésentère. C'était là une raison capitale pour autoriser la section de l'anse intestinale, privée de son repli nourricier.

La résection une fois pratiquée, on avait le choix entre deux méthodes : l'entérorrhaphie ou l'anus contre nature. Mais le malade était jeune et vigoureux ; son étranglement était trop récent pour que des lésions intestinales profondes aient eu le temps de se constituer ; il n'avait donc pu encore s'intoxiquer, ce que démontrait son état général satisfaisant. L'entérorrhaphie avait donc toutes chances de succès : la guérison vint prouver que l'opérateur avait eu grandement raison de préférer ce procédé, et de ne point laisser ainsi à son malade une infirmité dégoûtante, qu'il est parfois difficile de supprimer complètement.

Le second cas ne se présentait pas dans les mêmes conditions. Ce n'était plus ici une déchirure étendue, intéressant une portion d'intestin longue de soixante centimètres. On n'avait point non plus affaire à une véritable désinsertion du mésentère, empêchant complètement les dernières arcades des artères intestinales de recevoir par ailleurs le sang indispensable au territoire qu'elles desservent. Il était bien permis de penser avec quelque raison que, dans ce cas, la circulation collatérale serait suffisante pour assurer la nutrition de la portion intestinale correspondante. La guérison complète, sans aucun incident, vint bientôt d'ailleurs justifier le traitement adopté.

Chapitre VI

CONCLUSIONS

1. Les déchirures du mésentère peuvent s'observer dans les hernies étranglées.

2. Dans certains cas, elles semblent résulter de l'irruption même de l'intestin dans le sac et de son étranglement.

Dans d'autres cas, elles peuvent dépendre de violences extérieures ou de tentatives de taxis forcé.

3° Le taxis forcé est un procédé qui doit être définitivement abandonné.

4° Le traitement est variable suivant les cas : résection, suivie d'entérorrhaphie ou d'anus contre nature, dans le cas de déchirure étendue, ou très proche du bord concave de l'intestin ; suture des deux bords de la plaie, si elle est petite ou éloignée du bord mésentérique.

Vu : Le Président de la Thèse,
L. DUBAR.

Vu : Le Doyen de la Faculté,
DE LAPERSONNE.

Vu et permis d'imprimer,
A Lille, le 29 juin 1897.
Le Recteur de l'Académie,
J. MARGOTTET,

BIBLIOGRAPHIE

DEBIERRE. — Traité d'Anatomie humaine.

SCARPA. — Traité pratique des Hernies.

MALGAIGNE. — Gazette médicale des Hôpitaux, 1840. Archives générales de médecine, Déc. 1841, tome XII.

GOSSELIN. — Articles divers.

NICAISE. — Des lésions de l'Intestin dans les Hernies. Thèse de Paris, 1866.

BULLETINS de la Société Anatomique, 1839 et années suivantes.

L. BOYER. — Mélanges.

MOTTE. — Étude sur l'étranglement. Th. Bruxelles, 1875.

DUPUY. — Étude sur quelques lésions du Mésentère dans les hernies. Progrès médical, 1873 et 74.

DANIEL MOLLIÈRE. — Nouveaux méfaits du taxis forcé. Les Mémoires de la Société des Sciences médicales de Lyon, 1875.

TRÉLAT. — Clinique chirurgicale, tome second.

LE DENTU ET PICQUÉ. — Dictionnaire de médecine et de chirurgie pratiques.
Dictionnaire encyclopédique des Sciences médicales.

BERGER. — Article « Hernies », du Traité de chirurgie publié sous la direction de MM. Duplay et Reclus.
Archives de médecine, 1876 : « Revue critique. Sur le mécanisme de l'étranglement herniaire. »

LILLE, IMPRIMERIE LE BIGOT FRÈRES.

www.ingramcontent.com/pod-product-compliance
Ingram Content Group UK Ltd.
Pitfield, Milton Keynes, MK11 3LW, UK
UKHW021506260726
13993UKWH00004B/1580

9 782019 950149